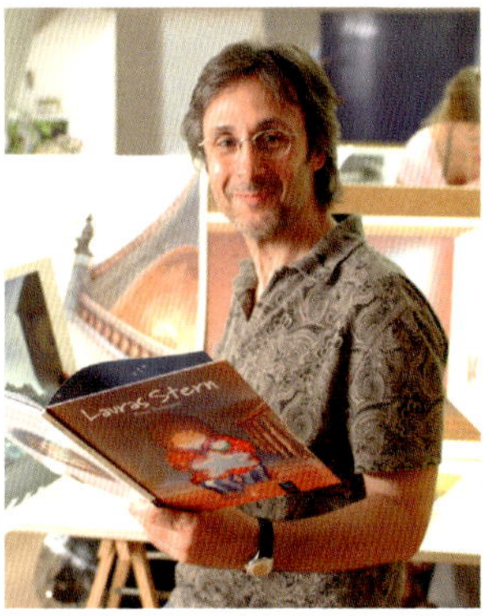

© Foto: A. Roscher

Klaus Baumgart, Jahrgang 1951, gehört mit seinen weltweit über 4 Millionen verkauften Büchern zu den international erfolgreichsten Bilderbuchkünstlern.
Die Bücher des renommierten Grafikdesigners, für die er zahlreiche internationale Preise und Auszeichnungen erhielt, werden in 29 Sprachen veröffentlicht.
Zu Klaus Baumgarts Gesamtwerk gehören neben der erfolgreichen Reihe »Lauras Stern« auch die beliebten »Tobi«-Bücher über das kleine grüne Ungeheuer.
Der Zeichentrickfilm »Lauras Stern« lief sehr erfolgreich in den deutschsprachigen Kinos und wurde 2005 als bester deutscher Kinder- und Jugendfilm ausgezeichnet.
Neben seiner Tätigkeit als Bilderbuchmacher unterrichtet er an der FHTW Berlin im Fachbereich Kommunikationsdesign.
Er lebt mit seiner Frau, seiner Tochter und Hund Barny in der Nähe von Berlin.

Lektorat: Gabi Strobel
Typografie: Jutta Hohl-Wolf

ISBN-10: 3-8339-0060-1
ISBN-13: 978-3-8339-0060-0

Gesamtverzeichnis schickt gern: Baumhaus Verlag,
Juliusstraße 12, D-60487 Frankfurt am Main
http://www.baumhaus-verlag.de

5 4 3 2 1 06 07 08 09 2010

Klaus Baumgart

Lauras Stern
und die Traummonster

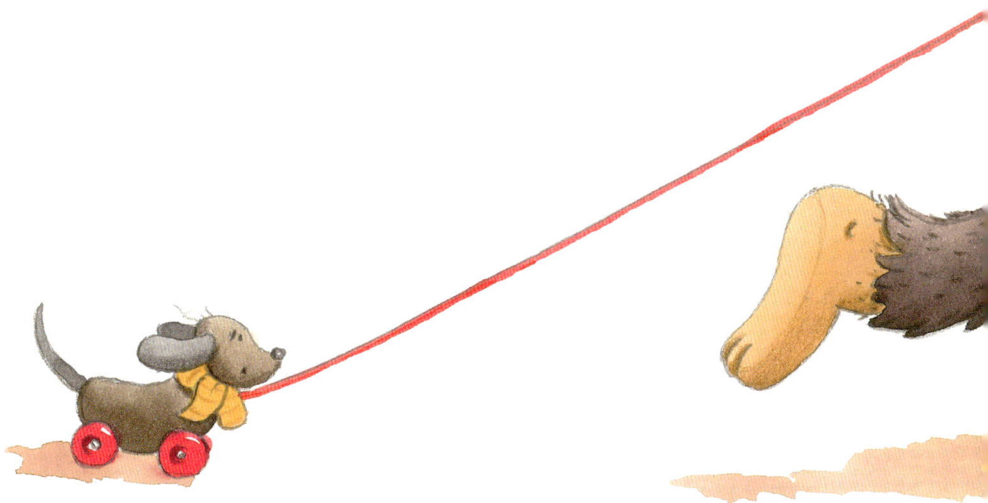

BAUMHAUS VERLAG

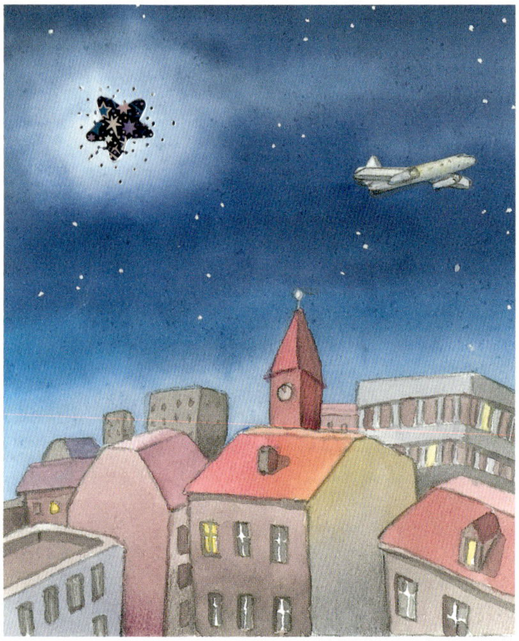

In der großen Stadt ist es still geworden. Laura schläft. Bevor sie eingeschlafen ist, hat sie wie jeden Abend mit ihrem Stern gesprochen. Dann haben sie zusammen einem Flugzeug hinterhergeschaut, das in der Ferne lautlos vorbeigeflogen ist. Laura hat überlegt, wer in dem Flugzeug sitzt und wohin es mitten in der Nacht fliegt.

Plötzlich geht das Licht an und Tommy kommt hereingestürmt.
»Laura, wach auf, du musst mir helfen!«, ruft er.
»Was ist denn los?«, fragt Laura verschlafen.
»Als ich eingeschlafen bin, hatte ich erst einen ganz schönen Traum. Ich habe geträumt, dass ich mit meinem Beschützmichhund in einem riesigen Schloss war. Wir sind zu einer Tür gekommen und als ich sie geöffnet habe, sind plötzlich die Traummonster herausgerast und haben meinen Beschützmichhund geschnappt! Da bin ich vor Schreck aufgewacht und jetzt ist der Hund weg!«, schluchzt Tommy.
»Das war doch nur ein Traum«, versucht Laura ihn zu trösten.
»Ja, aber ein ganz echter«, sagt Tommy schluchzend.

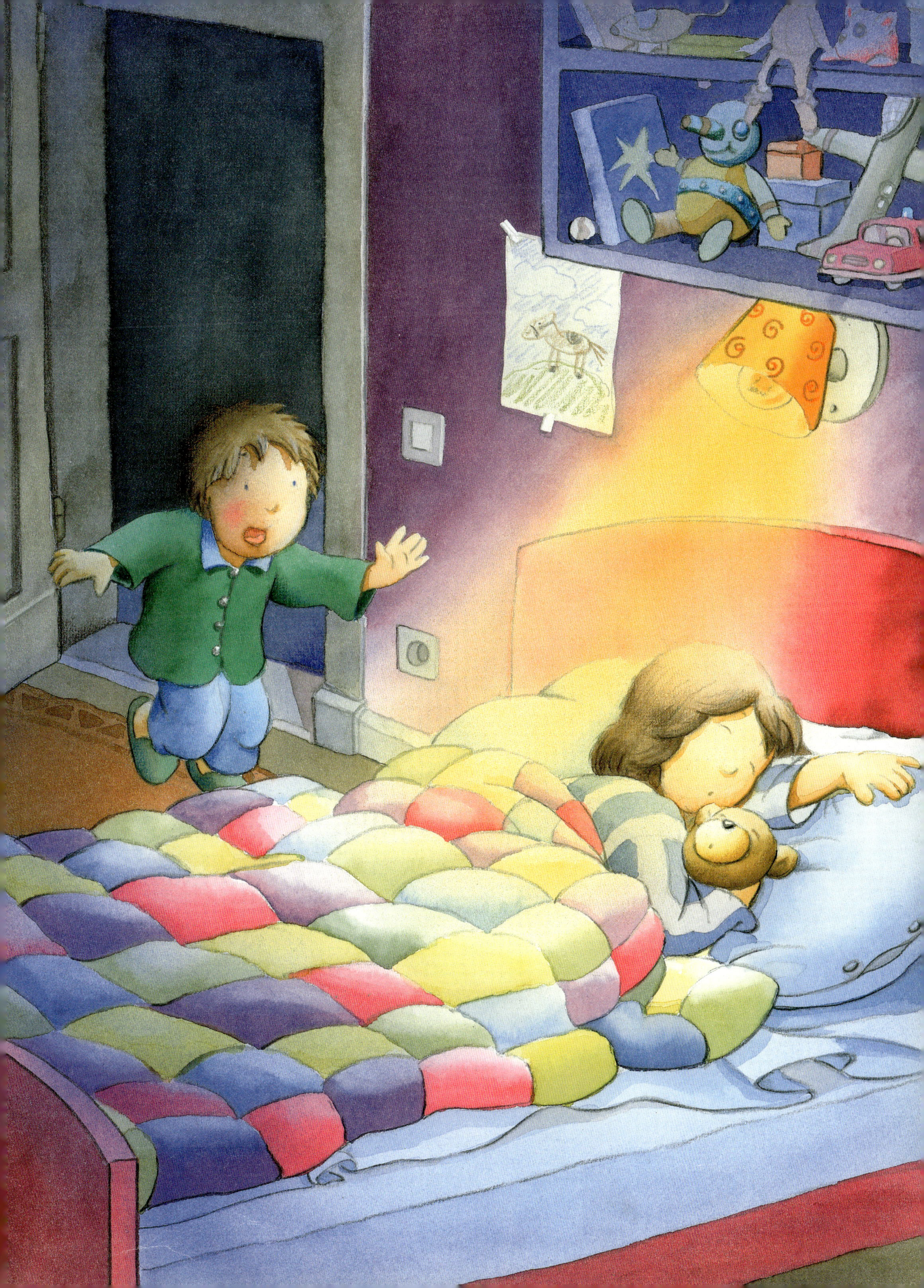

Laura beschließt, in Tommys Zimmer zu gehen und den Beschützmichhund zu suchen.

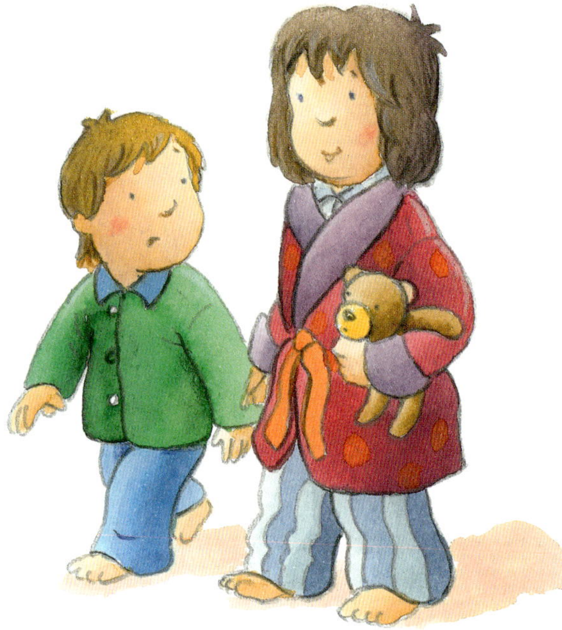

»Siehste, er ist weg«, sagt Tommy, nachdem Laura das ganze Zimmer abgesucht hat.
»Und was machen wir jetzt?«, fragt er Laura und fängt an zu weinen.
Laura nimmt Tommy in den Arm und tröstet ihn: »Ich glaube, wir müssen ihn in deinem Traum suchen.«
»Wie sollen wir denn in meinen Traum kommen?«, fragt Tommy.
Laura schaut zum Fenster und antwortet: »Ich frage jemanden, der sich gut mit Träumen auskennt.«
Sie schließt die Augen und bittet ihren Stern, ihr bei der Suche nach Tommys Beschützmichhund zu helfen.

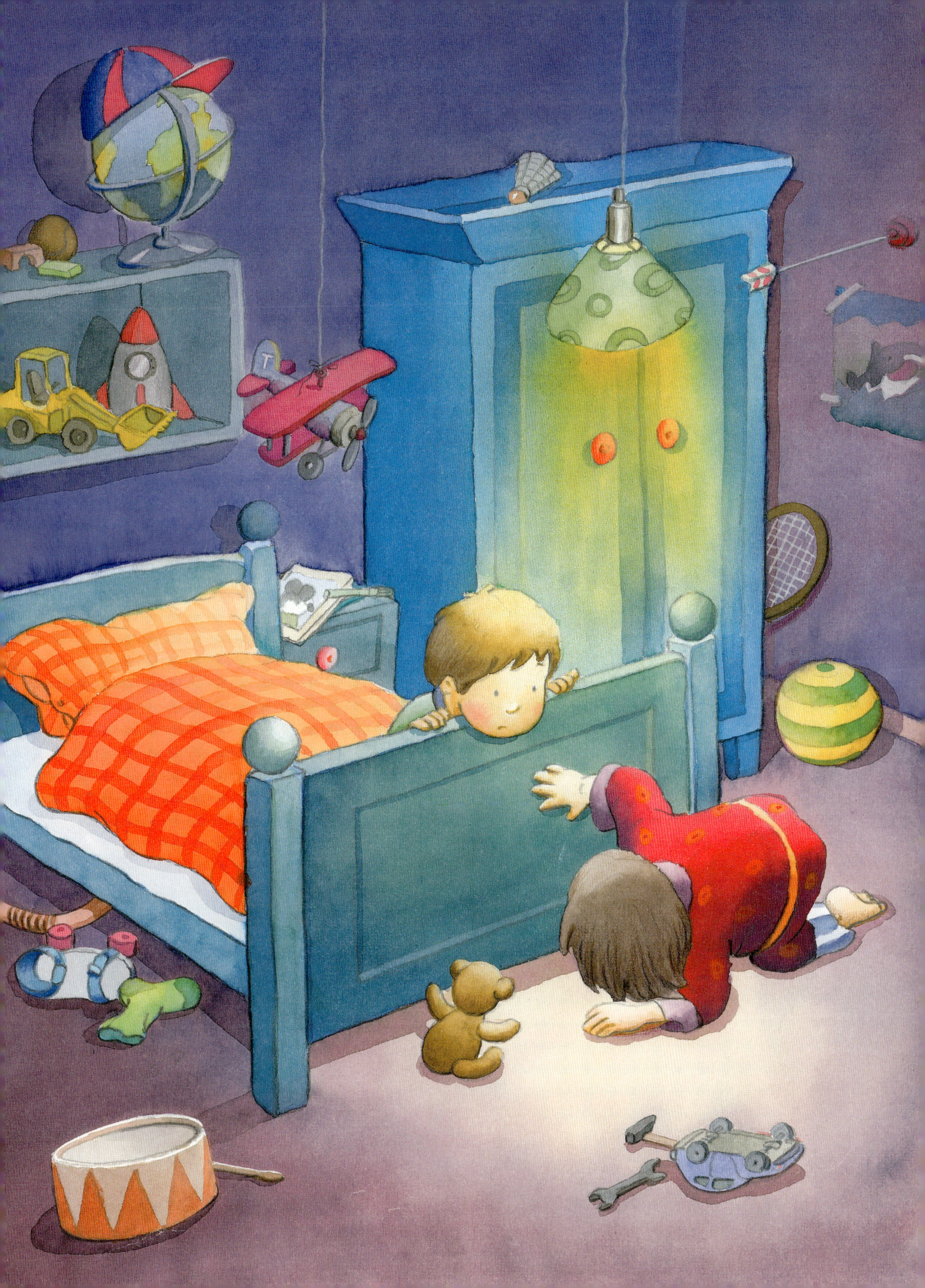

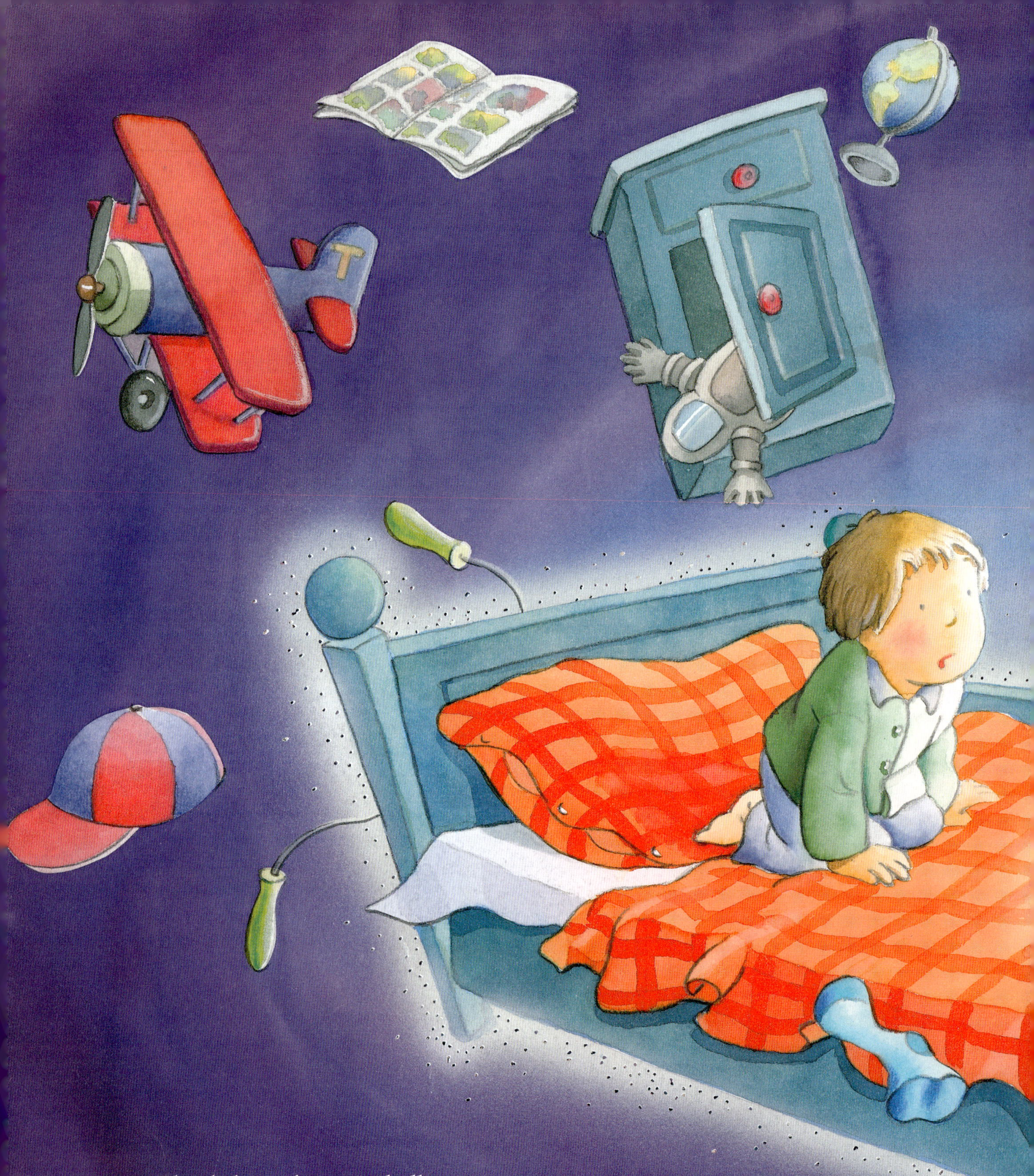

Plötzlich wird es ganz hell.
Laura öffnet die Augen und sieht, wie ihr Stern Tommys
Bett mit Sternenstaub umhüllt. Das Bett wandelt sich zu einem Boot.
Langsam gleiten sie in die Traumwelt ...

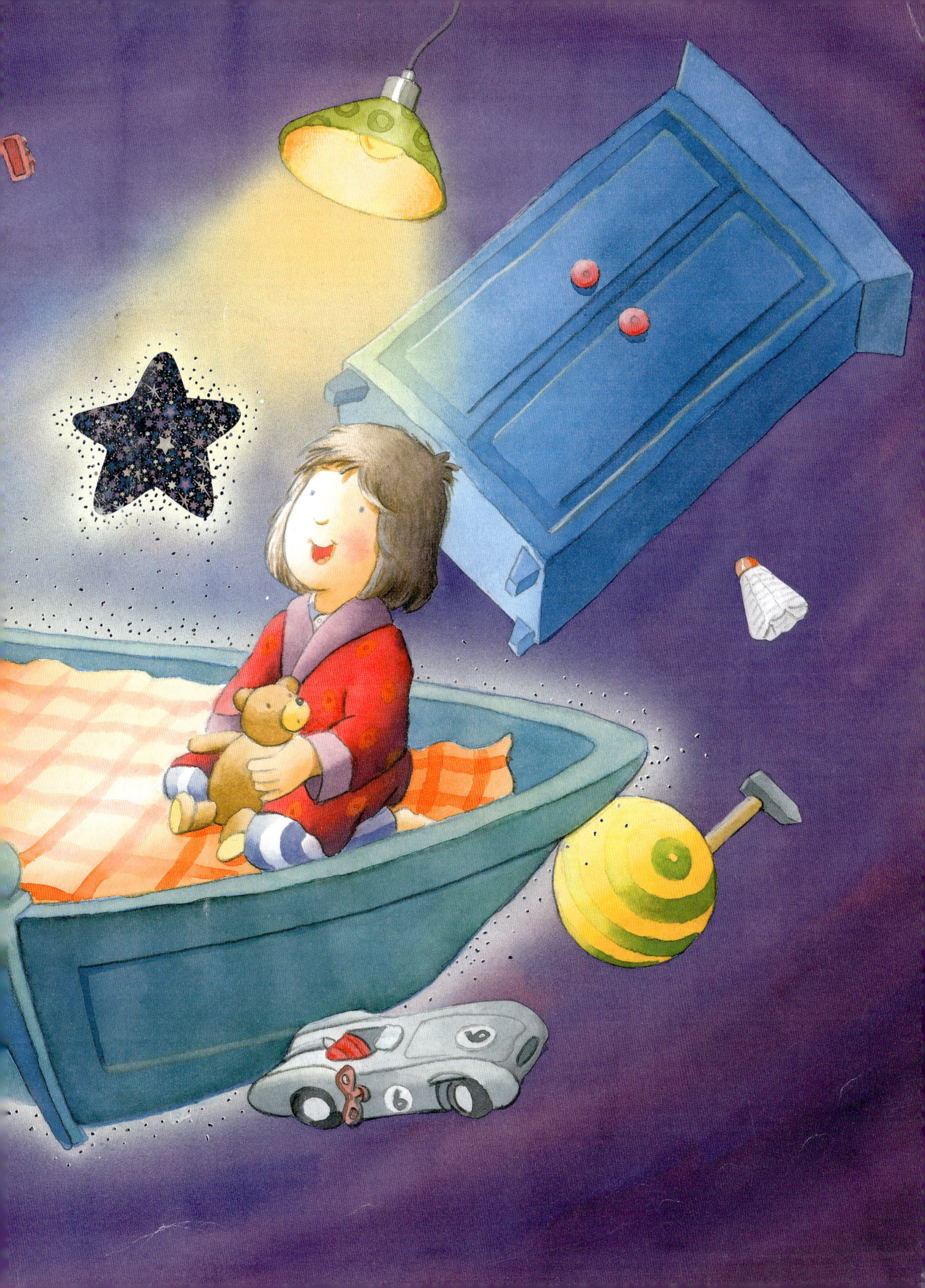

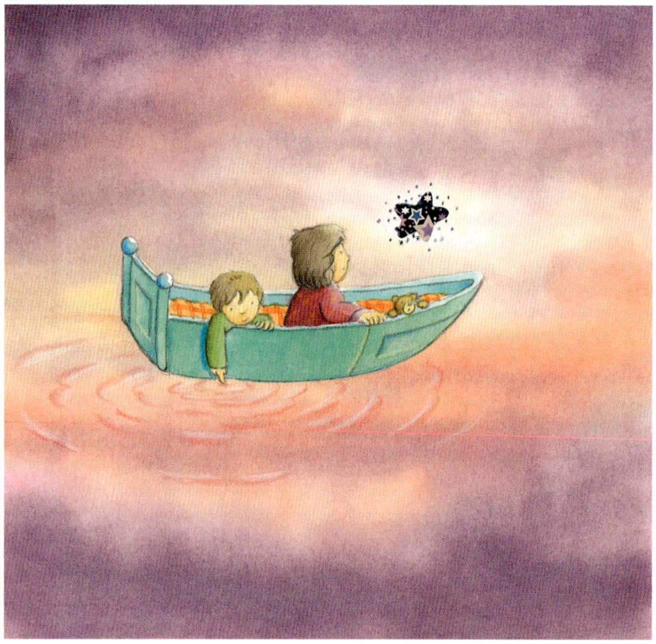

»Da ist die Traumstadt. Hier war ich in meinem Traum schon mal«, freut sich Tommy.

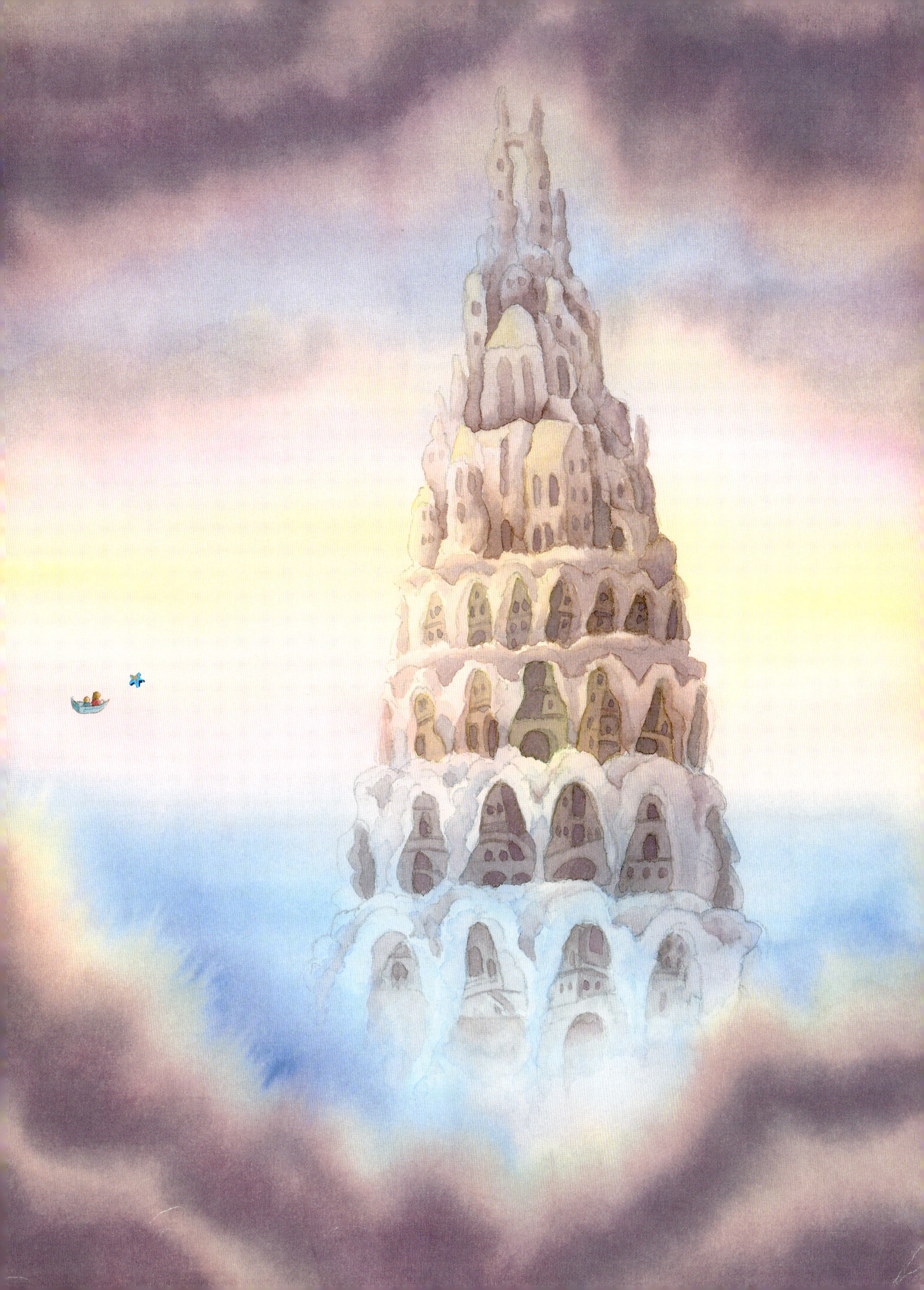

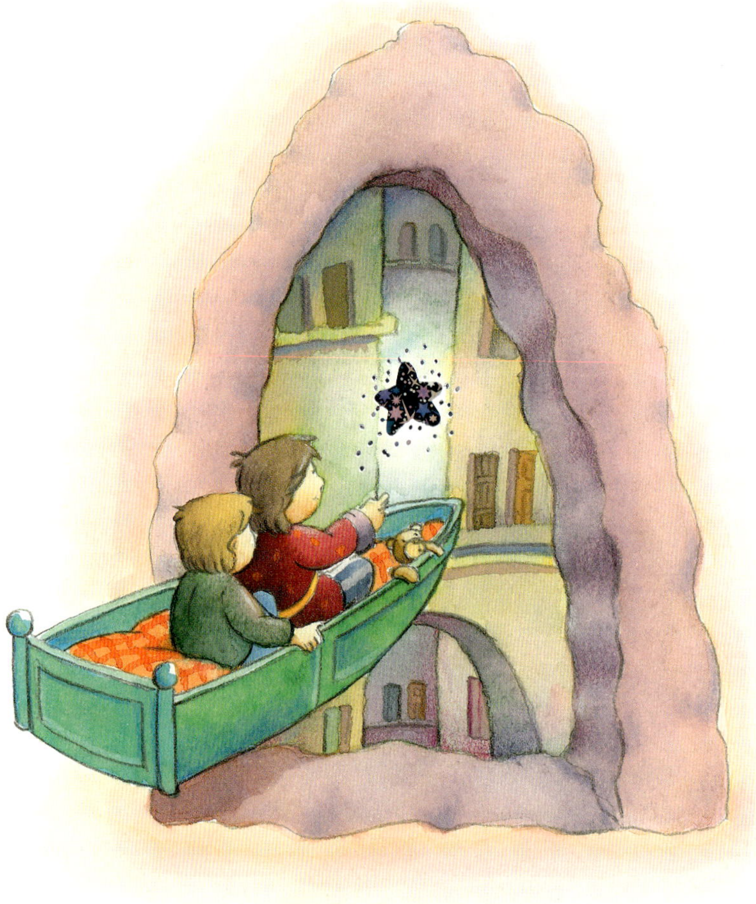

Laura und Tommy schweben in ihrem Boot durch eins der vielen Tore mitten in die Traumstadt.

»Was ist denn hinter den Türen?«, fragt Tommy neugierig.
»Ich glaube, dahinter befinden sich die Träume«, antwortet Laura.

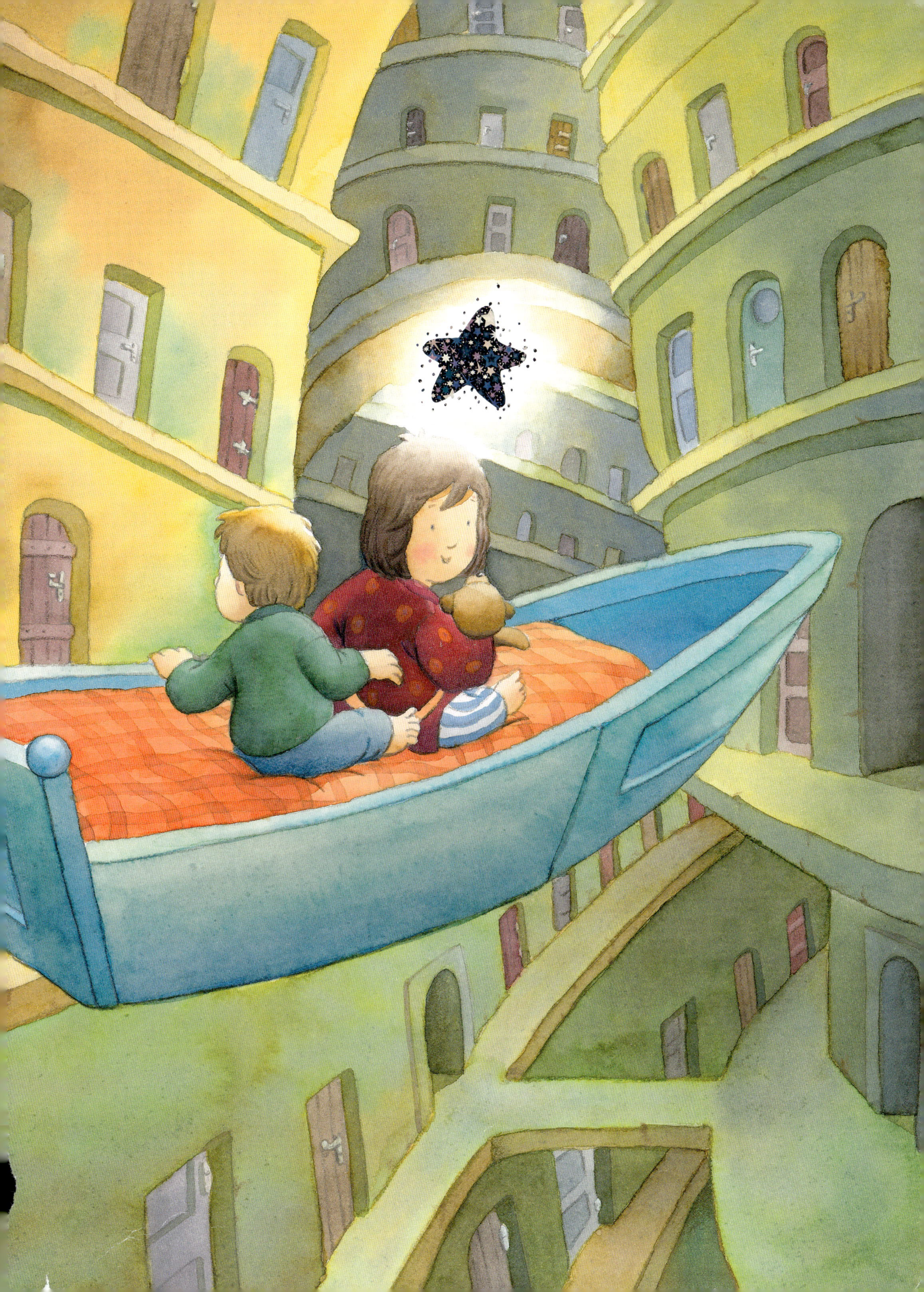

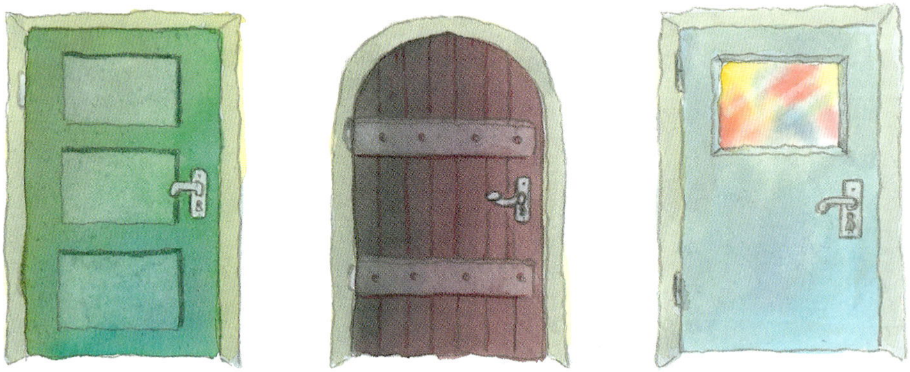

Hinter manchen Türen kann man leise Musik oder fröhliches Lachen hören und Laura wäre gern hineingegangen. Aber ihr Stern schwebt an den Türen vorbei, denn hinter diesen Türen verbergen sich die Träume anderer Kinder.
Um Tommys Traum zu finden, müssen sie noch tiefer ins Traumreich vordringen.

Irgendwann kommen Laura und Tommy mit dem Boot nicht mehr weiter. Sie müssen zu Fuß weiter gehen.

Der Stern fliegt einen dunklen Gang hinunter.
»Ich glaube, hier geht es zu den Albträumen«, flüstert Laura.

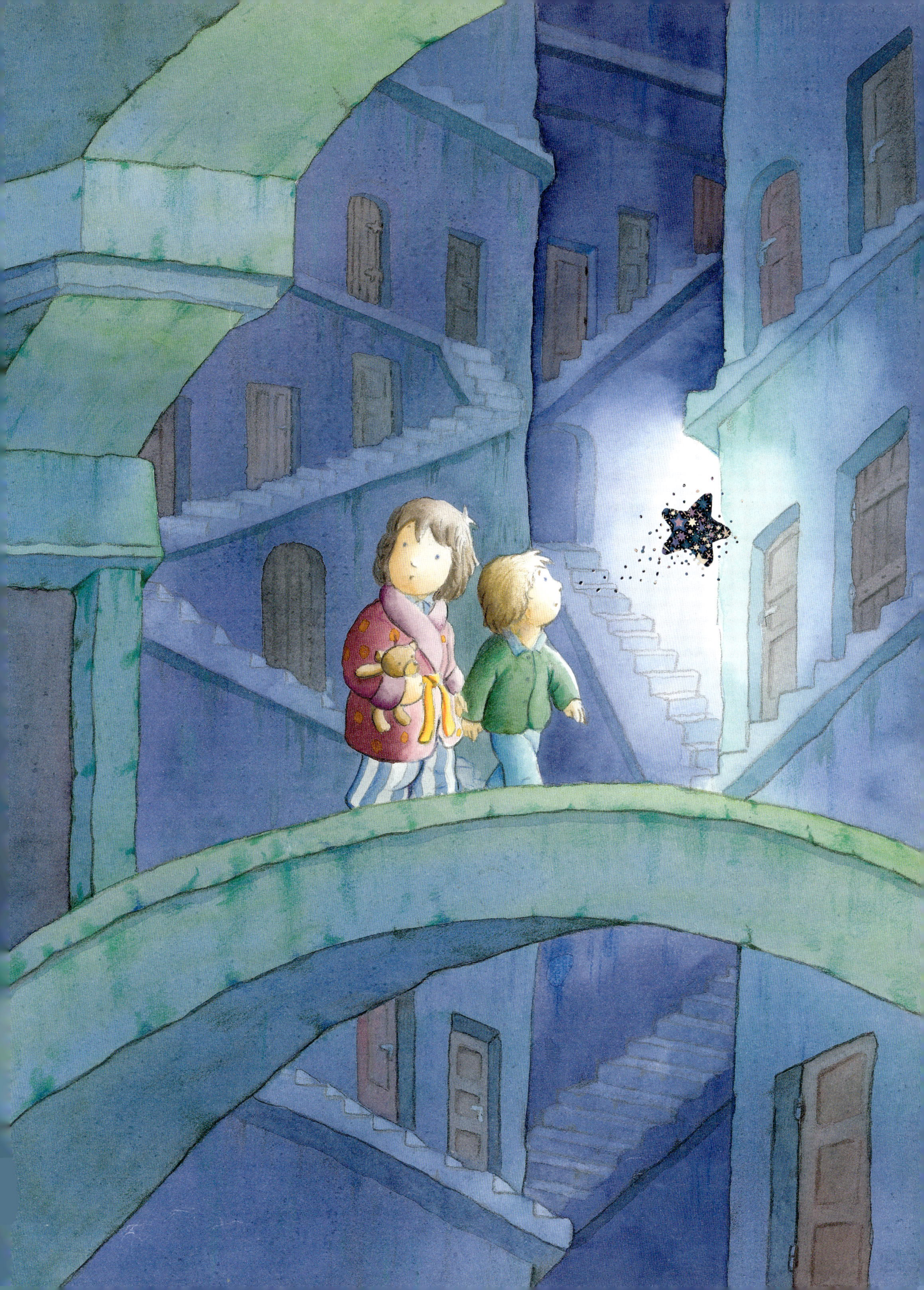

»Ich will da nicht hinunter«, sagt Tommy.
»Aber mein Stern scheint sich hier gut auszukennen«, antwortet Laura.
»Dein Stern ist aber nicht mein Bestimmer,« sagt Tommy trotzig.
»Wenn du deinen Beschützmichhund wiederhaben willst,
müssen wir da runtergehen«, sagt Laura.

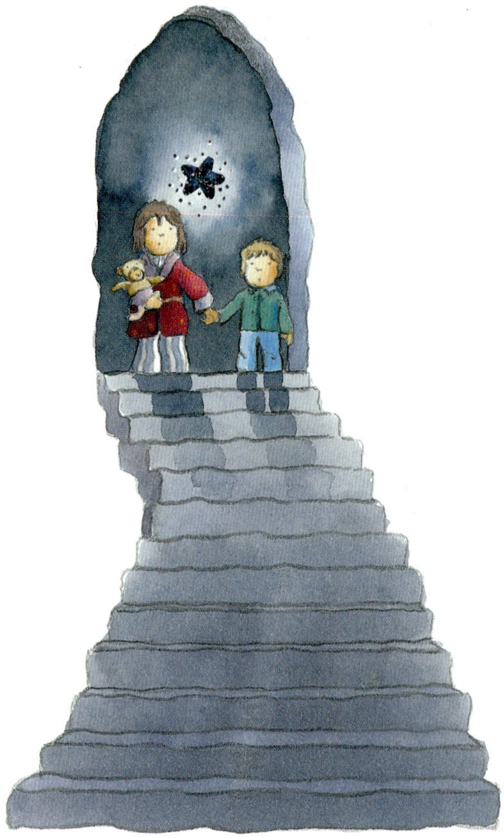

»Gut, dass mein Stern dabei ist«, denkt Laura, als sie langsam die Treppe hinuntersteigen. Plötzlich hält der Stern vor einer Tür. Hinter der Tür sind unheimliche Geräusche zu hören.
»Hast du das auch gehört?«, fragt Tommy ängstlich.
»Ja, aber ich glaube, wir müssen da trotzdem rein«, antwortet ihm Laura und öffnet vorsichtig die Tür.

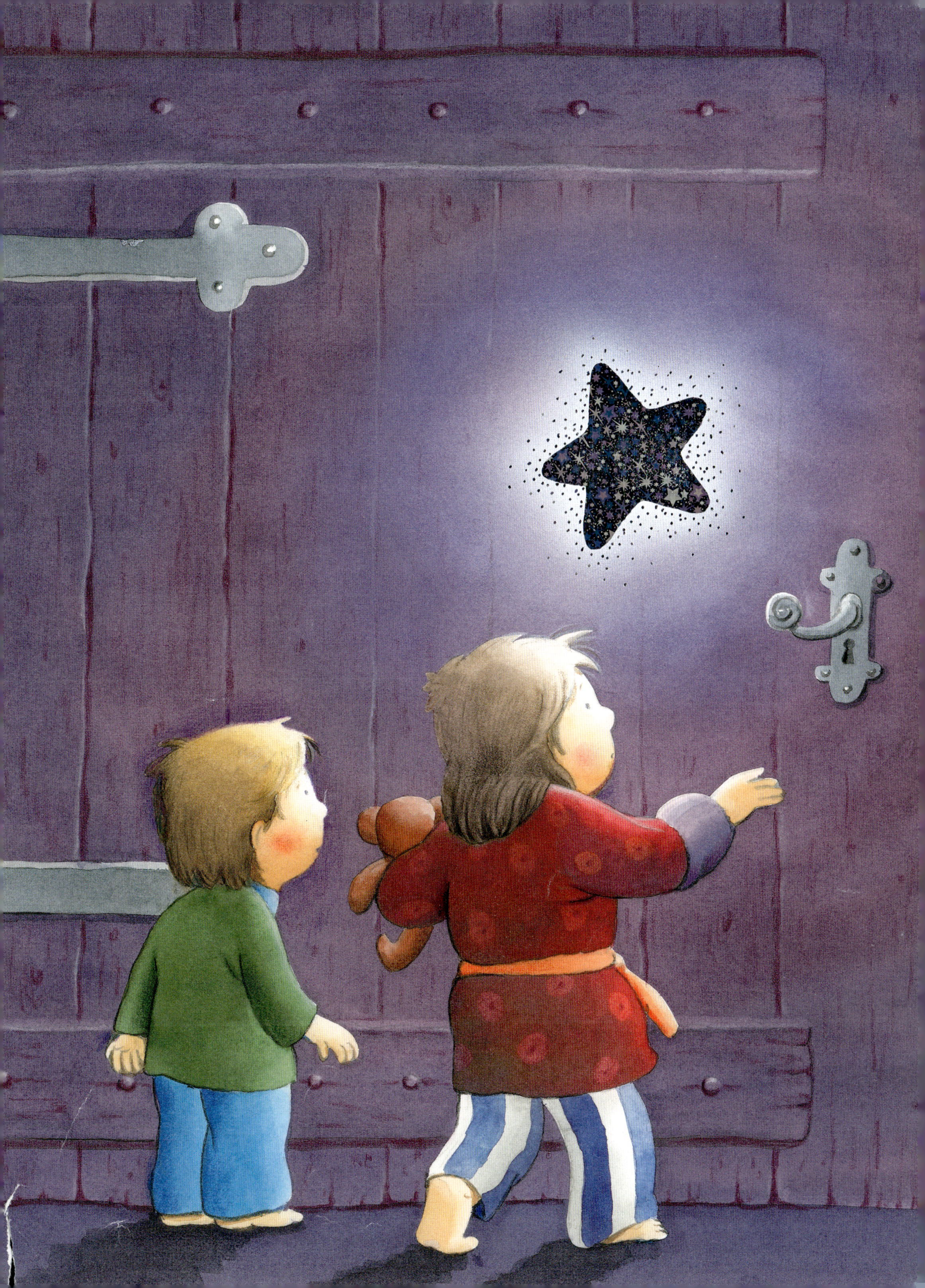

Von allen Seiten stürmen die Traummonster auf Laura und Tommy zu. Die Monster kommen immer näher und Laura spürt, wie Tommy vor Angst zittert. Da nimmt sie ihren ganzen Mut zusammen und schreit ...

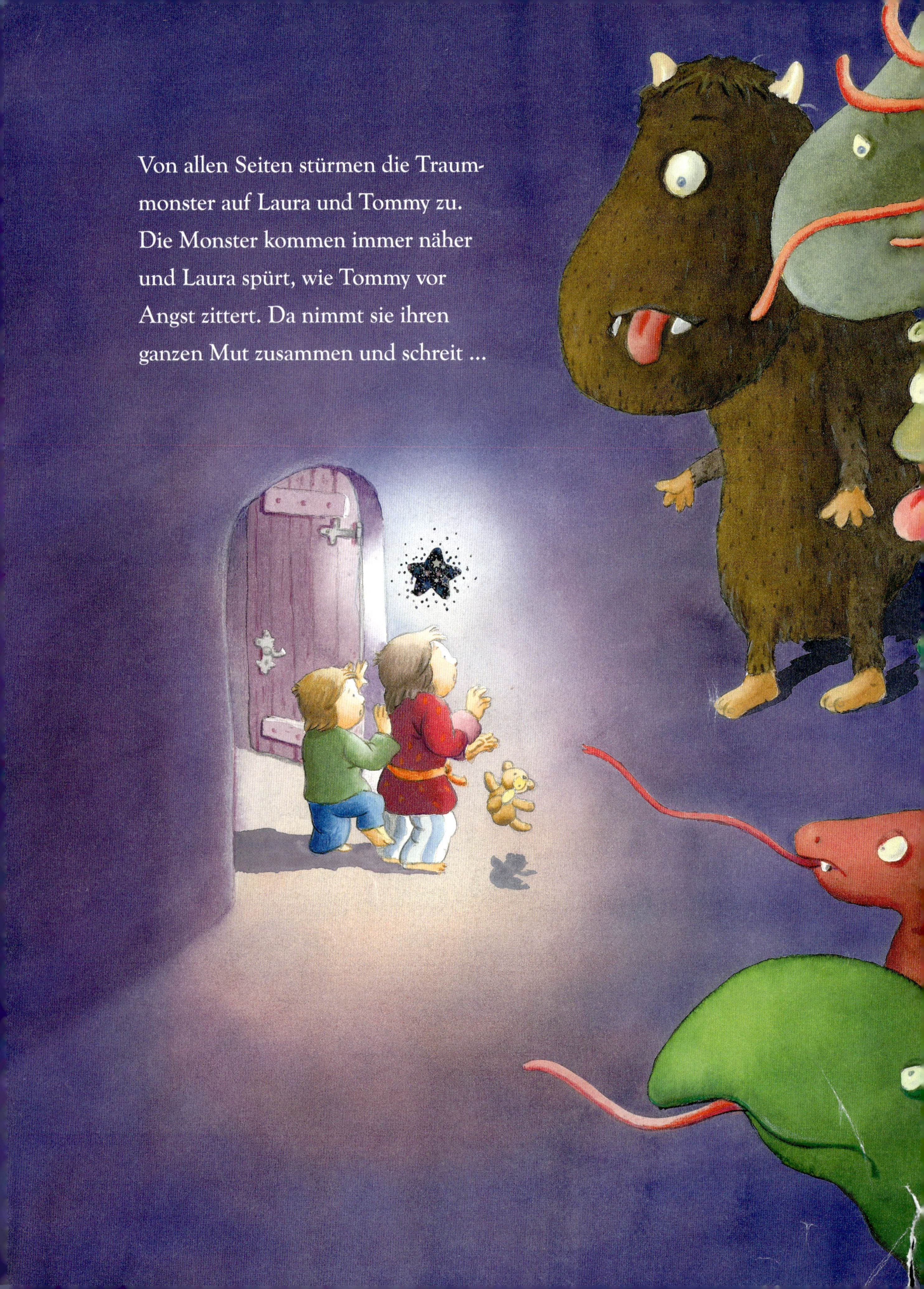

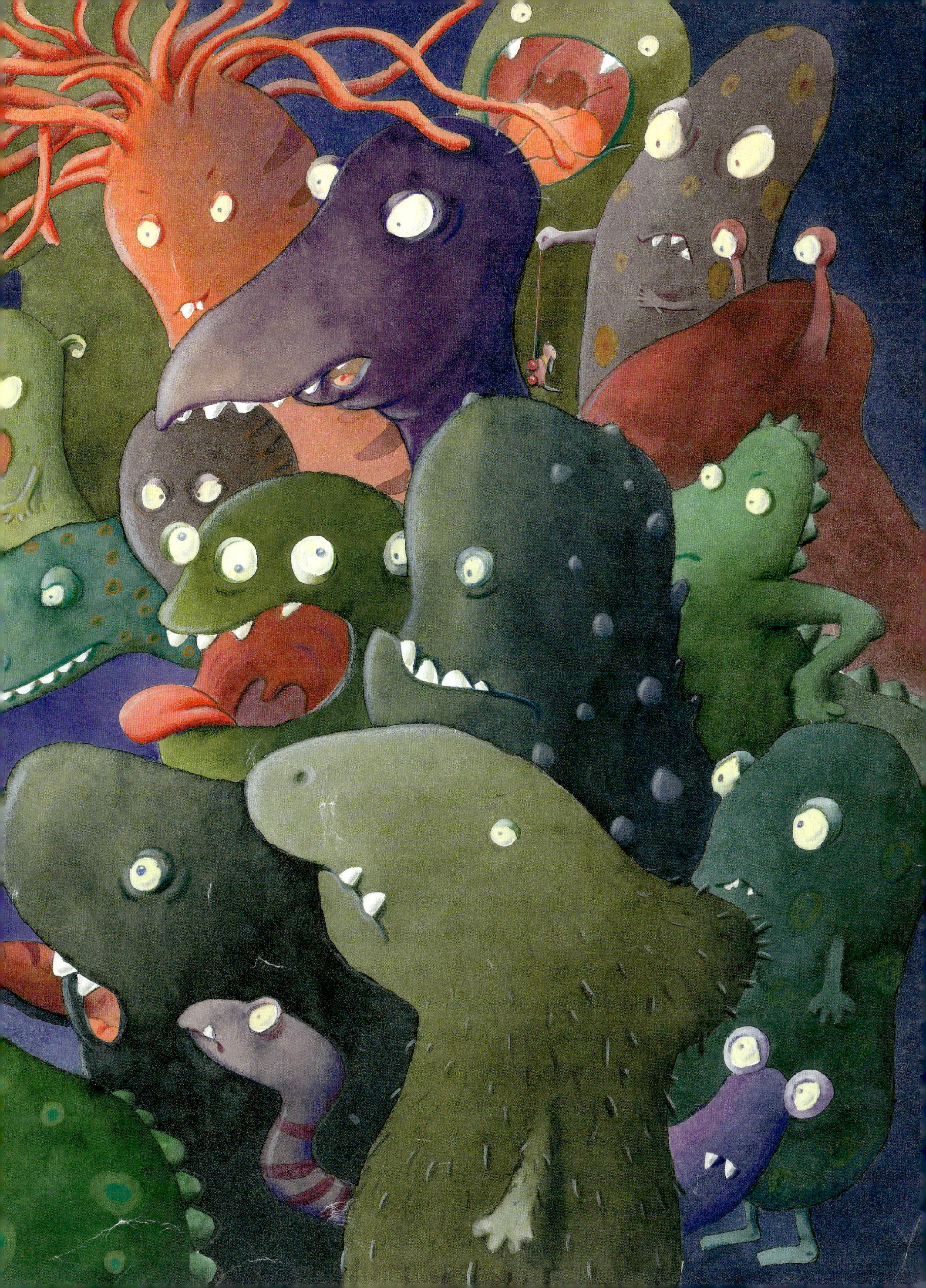

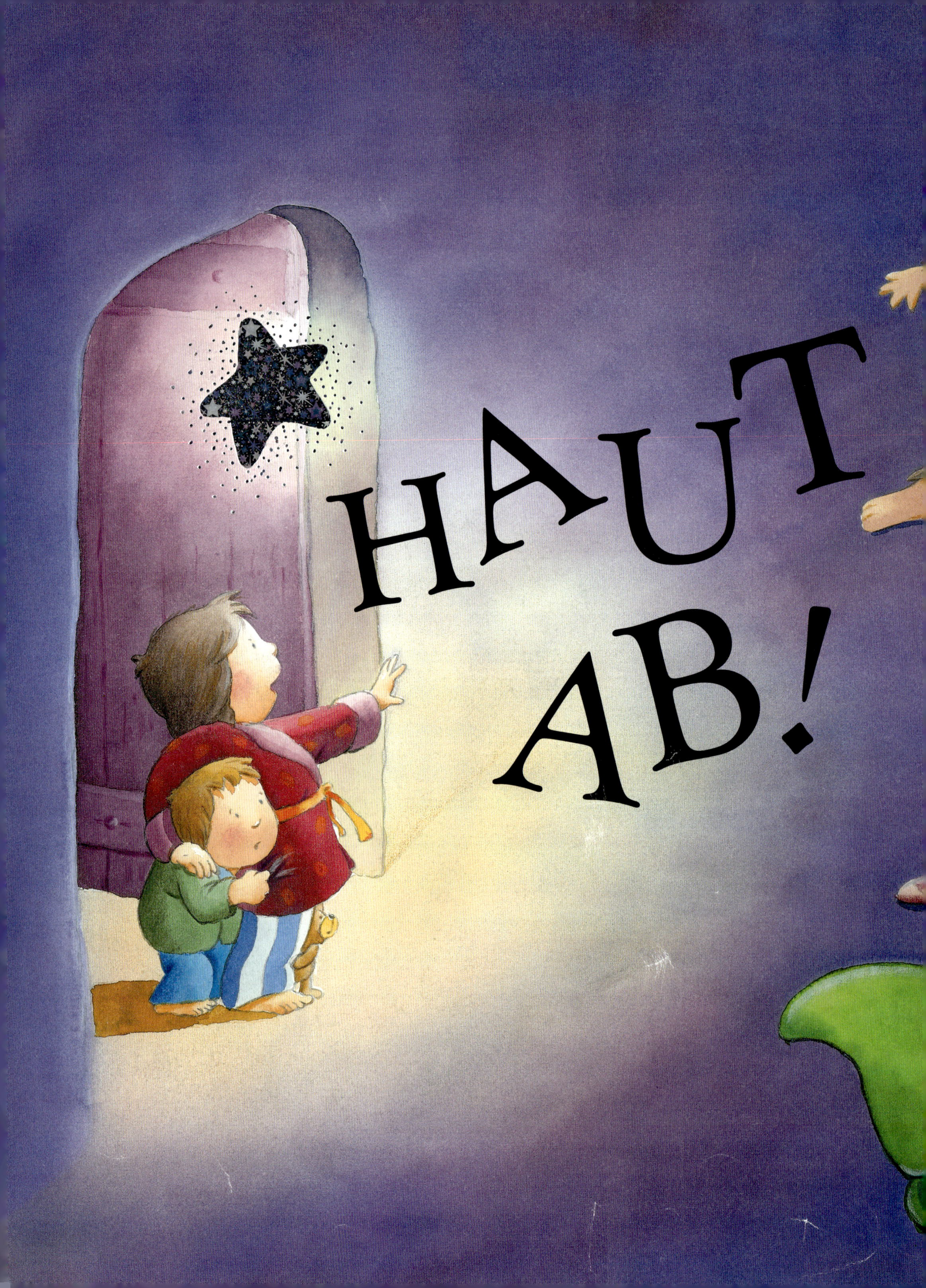

HAUT AB!

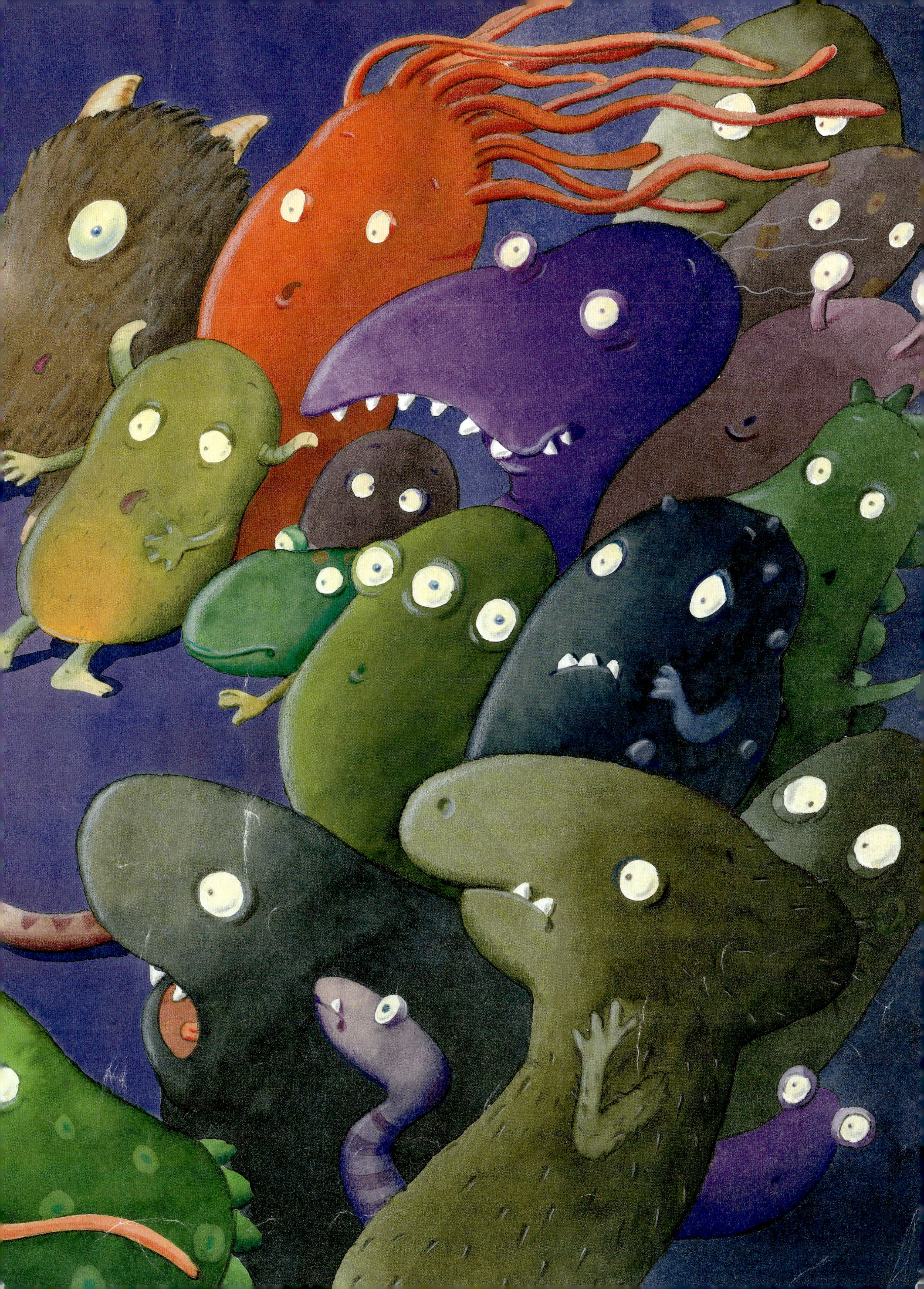

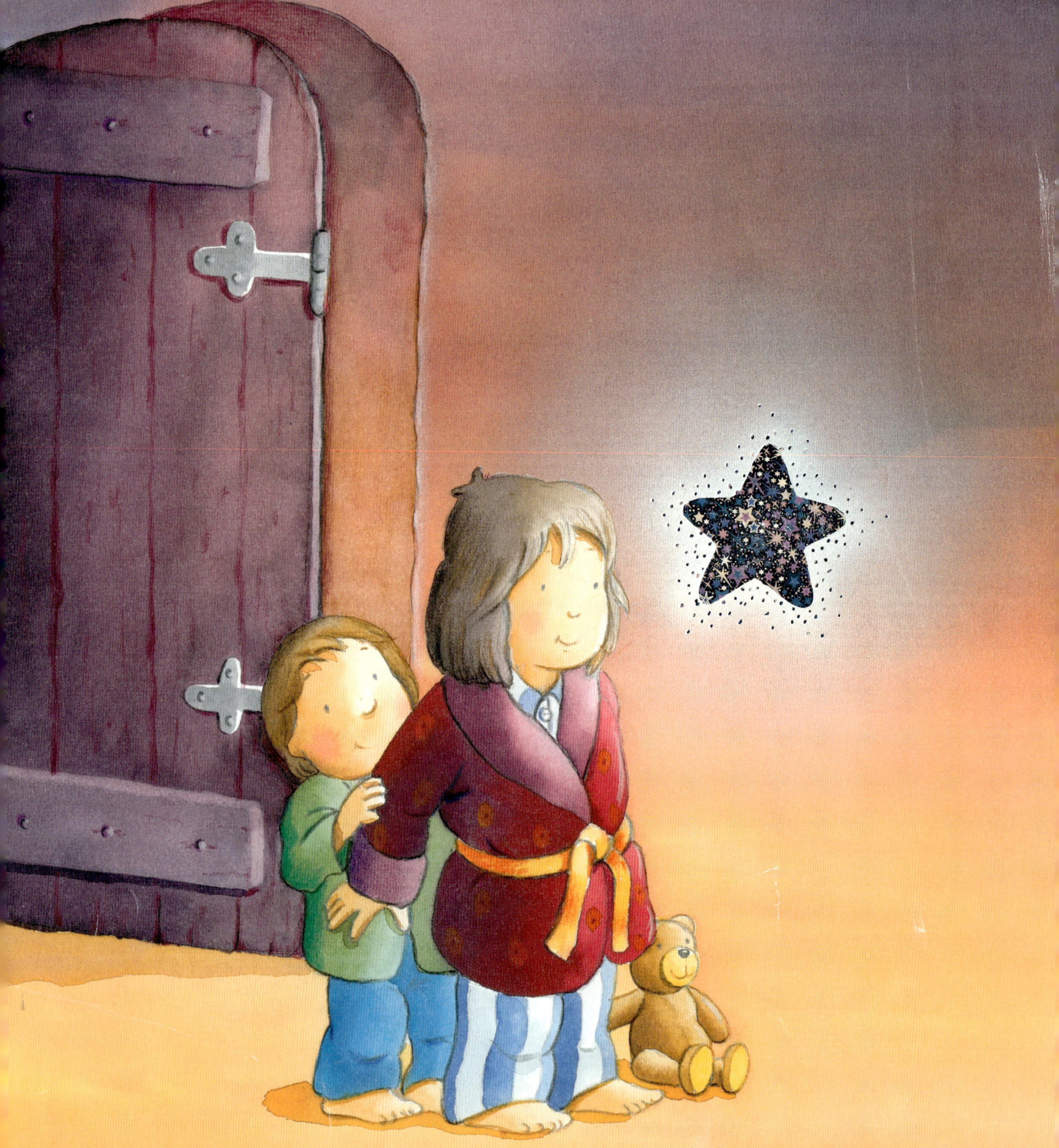

Das können die Traummonster gar nicht leiden. Sie werden plötzlich klitzeklein – und sind in null Komma nichts verschwunden.

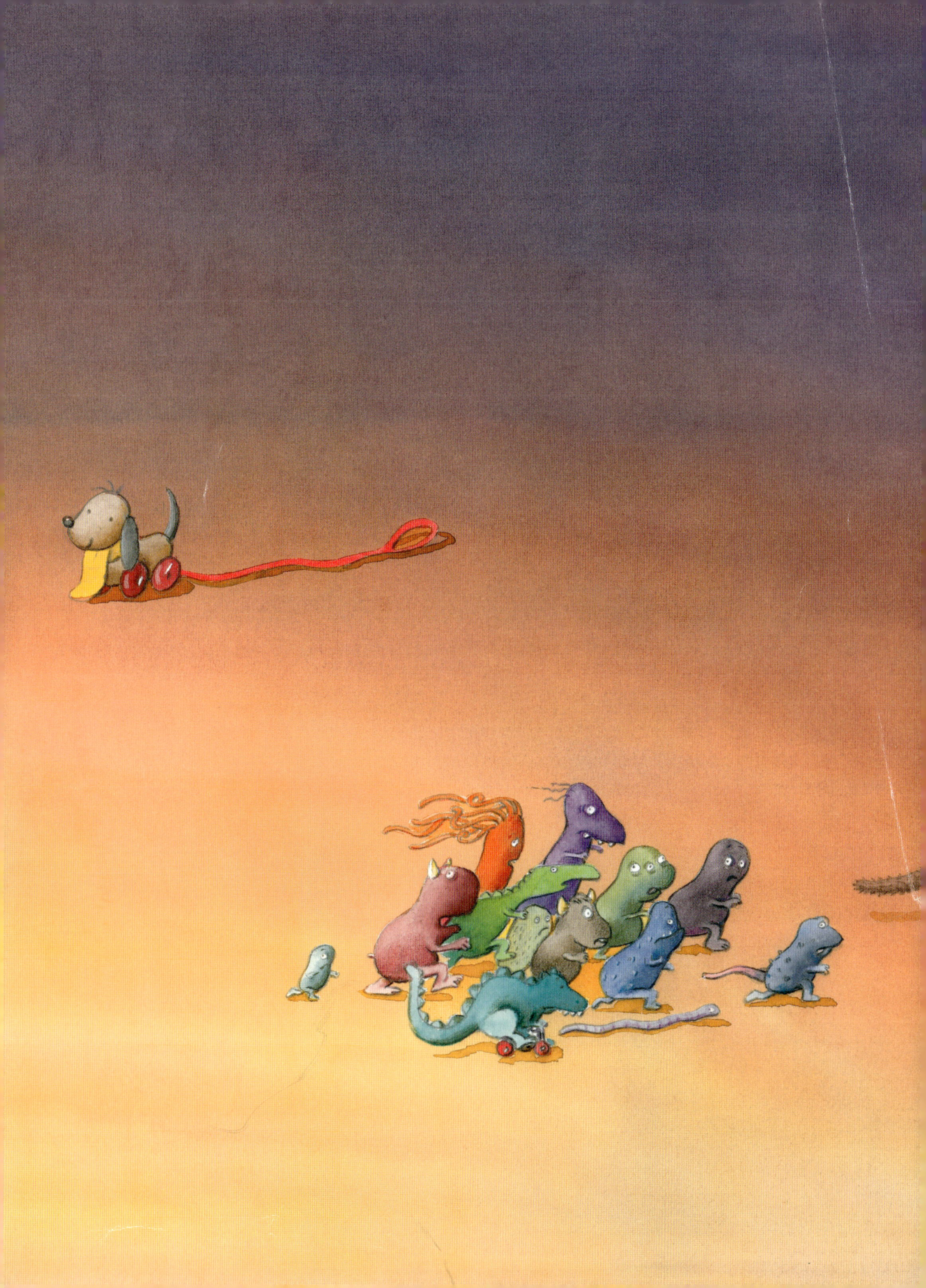

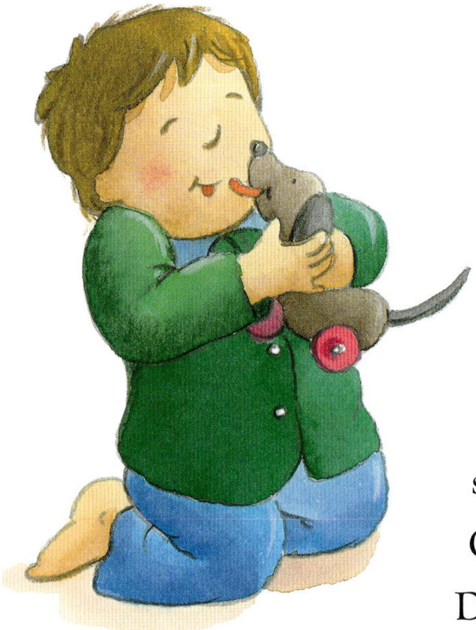

»Da ist er!«, ruft Tommy begeistert, als er seinen Beschützmichhund entdeckt. Glücklich schließt er ihn in die Arme. Der Stern bringt Laura und Tommy wieder zurück. Er führt sie durch dunkle Gassen, vorbei an den vielen Türen, durch eins der Tore ... bis in Tommys Kinderzimmer. Dort kuschelt Tommy sich mit seinem Beschützmichhund gemütlich ins Bett.

»Was Tommy so träumt«, denkt Laura, als sie in ihr Zimmer zurückgeht. »Morgen muss ich unbedingt meinen Stern fragen, was *der* träumt«, nimmt Laura sich vor.

Dann schläft auch sie ein ...

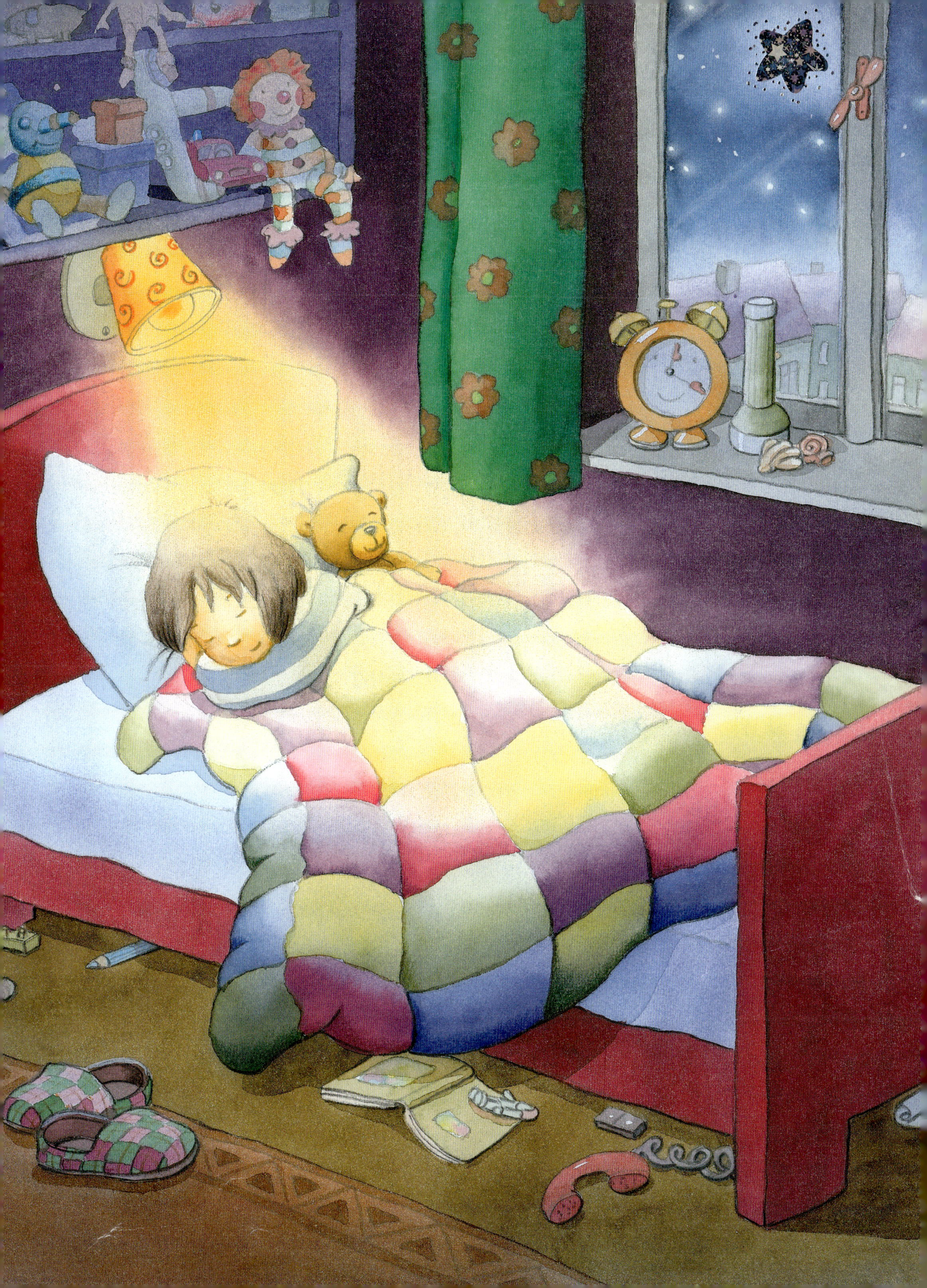

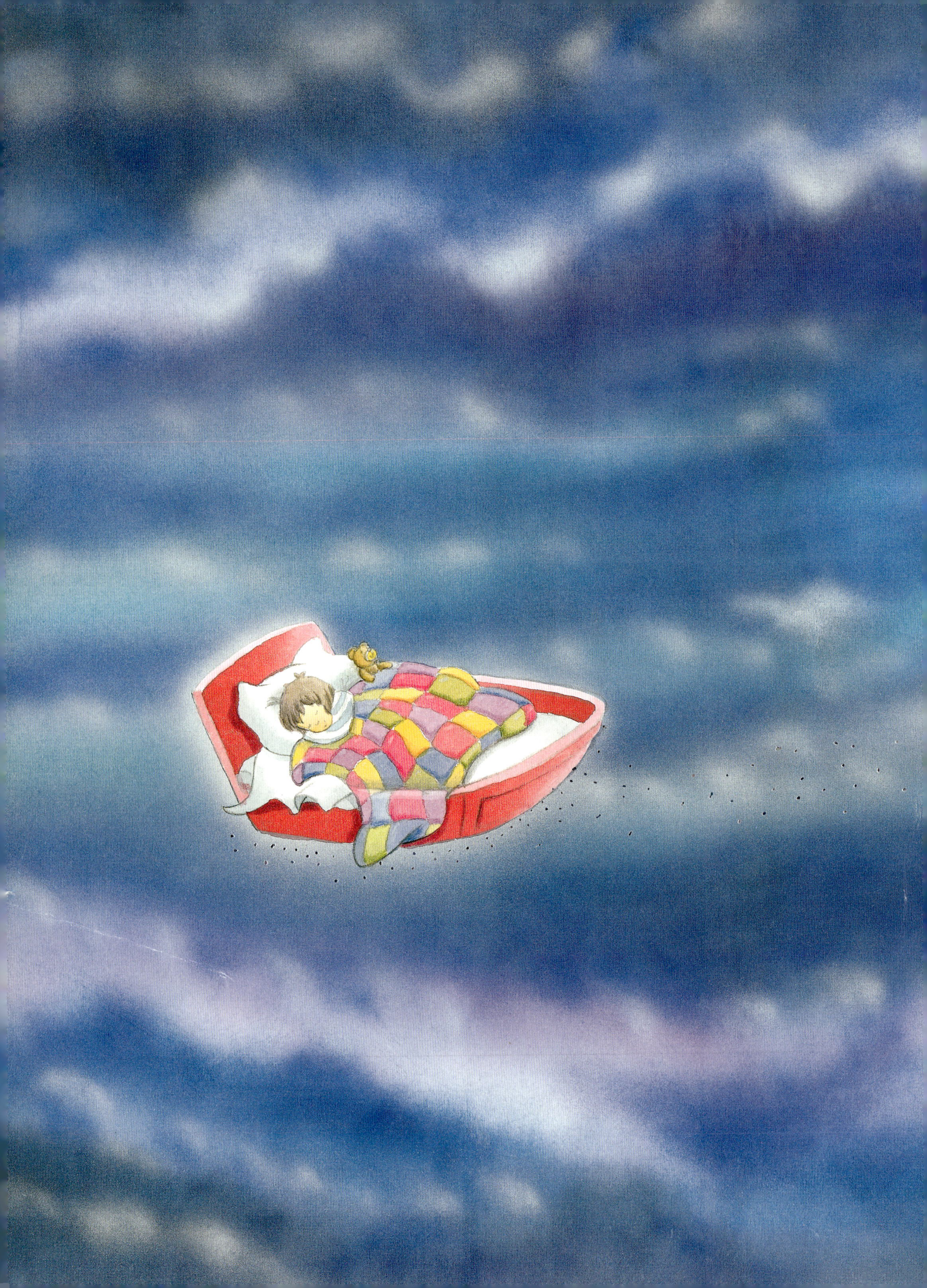

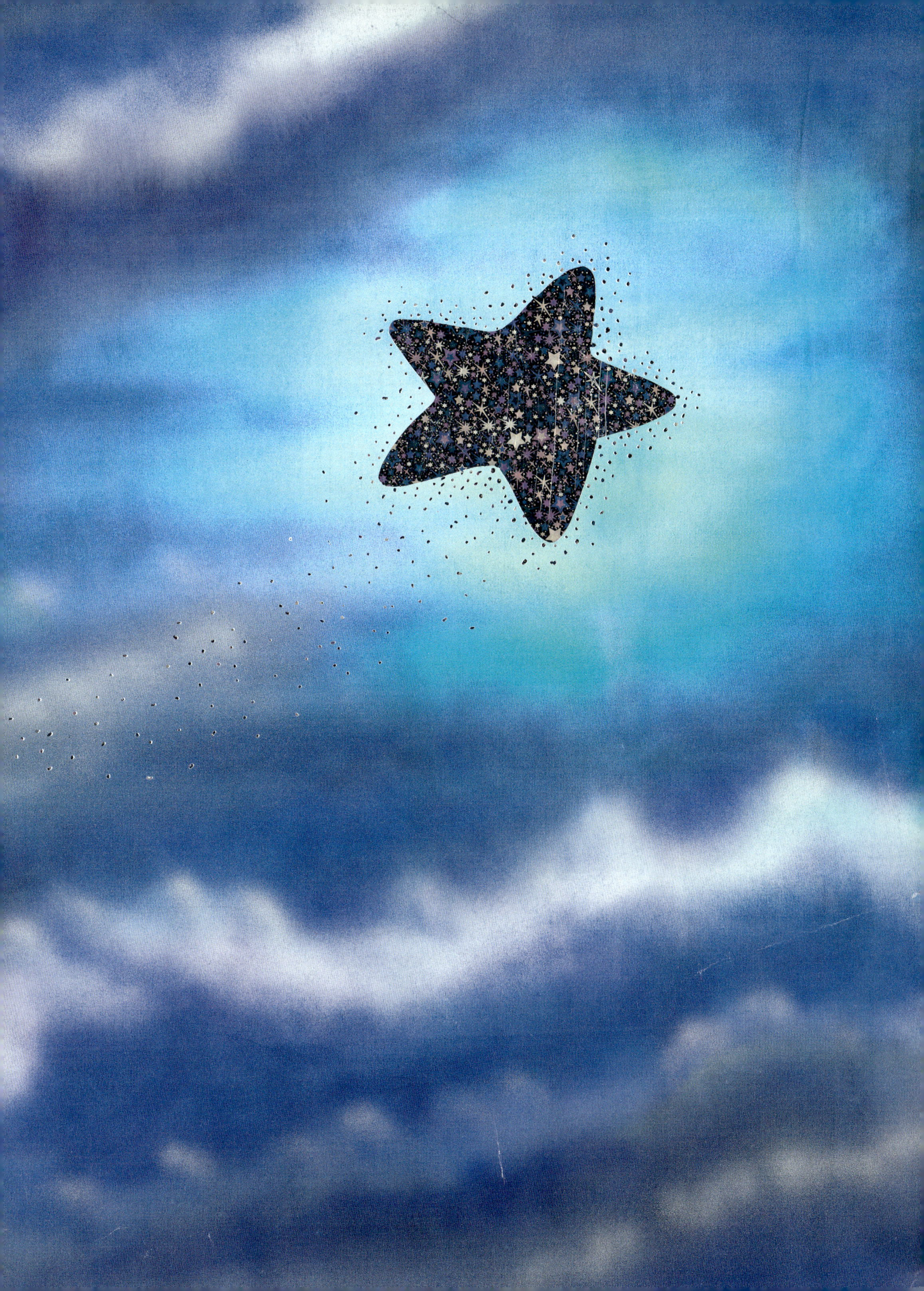